SIX OBSERVATIONS

DE

CONFRÈRES

GUÉRIS

par les Eaux et Boues Thermales

DE

DAX

PAR LE

Docteur Maurice DELMAS

ex-interne des Hôpitaux
Lauréat des Hôpitaux
Membre correspondant de la Société
de Médecine de Paris

MÉDECIN DES THERMES

DE

DAX (Landes)

DAX
IMPRIMERIE-PAPETERIE H. LABÈQUE
1903

SIX OBSERVATIONS

DE

CONFRÈRES

GUÉRIS

par les Eaux et Boues Thermales

DE

DAX

PAR LE

Docteur Maurice DELMAS

ex-interne des Hôpitaux
Lauréat des Hôpitaux
Membre correspondant de la Société
de Médecine de Paris

MÉDECIN des THERMES

DE

DAX (Landes)

———

DAX
IMPRIMERIE-PAPETERIE H. LABÈQUE
1903

« A chacun son tour » pourrait s'intituler ce petit opuscule. Il ne s'agit plus en effet d'observations banales ayant trait à des rhumatisants, comme nous en voyons chaque jour. Les six observations qui font l'objet de cette publication se rapportent exclusivement à des confrères qui, atteints de rhumatismes, sont venus à Dax retrouver la santé.

Nous croyons donc intéresser le public médical entier en publiant tout au long l'histoire pathologique de nos six confrères.

La sollicitude dont nous entourons habituellement nos malades se double dans ces circonstances de toute la sympathie que nous inspire le confrère qui souffre, qui sait quel est son mal, qui en connaît la gravité et le pronostic. La science qu'il a acquise peut, dans ces cas, exercer une fâcheuse influence sur son moral et nous n'avons pas à son égard la ressource des encouragements que nous fournissons ordinairement aux malades. Et la plupart du temps, il nous faut soigner deux affections : l'une purement physique, le rhumatisme ; l'autre d'ordre moral et que nous pouvons baptiser hardiment de neurasthénie professionnelle.

Avant de commencer l'histoire de ces six observations, nous demandons pardon à nos confrères dont la maladie nous a fourni les matériaux de cet ouvrage. Nous aurons soin de laisser sur leur visage un voile épais d'anonymat qui, nous l'espérons, ne sera pas percé par l'indiscrétion.

Observation I. — Docteur P., 54 ans.

Antécédents héréditaires. — Père mort à 62 ans de la goutte. Mère encore vivante n'ayant aucune manifestation, soit goutteuse, soit rhumatismale.

Antécédents personnels. — Nuls.

Histoire de la maladie. — Il y a deux ans (1896), au cours de sa tournée professionnelle, notre confrère fut projeté hors de sa voiture et tomba sur les deux genoux. Quelques jours après l'accident, apparition de douleurs, gonflement des articulations du genou et épanchement assez considérable. Puis les autres articulations devinrent douloureuses à leur tour : fièvre, céphalalgie, sueurs abondantes, douleurs intolérables ; bref, tout le cortège habituel et classique du rhumatisme articulaire aigu. Au bout de cinq semaines de decubitus dorsal, notre confrère put se lever et reprendre en partie ses occupations. Mais ses genoux étaient restés douloureux à la pression, volumineux, et des craquements articulaires très nets se manifestaient aux moindres mouvements.

Enfin, notre confrère, après avoir traîné ainsi quelques temps, se décida à venir à Dax et se mit entre nos mains (1898).

Le diagnostic porté fut le suivant : arthrite sèche des deux genoux, arthrite sèche de l'épaule gauche et rhumatisme chronique avec légères déformations des phalanges de la main droite. Rien au cœur.

Traitement. — Bains de boues. - Applications locales. - Douches générales.

Sous l'influence de ce traitement, l'état de santé de notre confrère s'améliora très rapidement, et après un séjour de 24 jours, il partit.

Il revint une seconde fois en 1899 et deux fois en 1900. Depuis cette époque, se considérant comme tout à fait guéri, il n'a plus reparu. Voici la dernière lettre que nous avons reçu :

« Cher confrère et ami,

Vous me demandez l'autorisation de faire figurer mon nom sur votre livre de guérison. C'est avec plaisir que je vous l'accorde. Dites bien à vos lecteurs que je suis absolument guéri et cela grâce à vos bons soins et aux boues de Dax. J'estime que c'est un service que vous rendez à tous vos confrères en léur signalant mon cas et j'espère que mon exemple décidera ceux qui comme moi ont été la proie de cette vilaine maladie qu'on appelle le rhumatisme articulaire chronique, à venir vous rendre visite à Dax. »

Observation II. — Docteur V., 47 ans

Antécédents héréditaires. — Nuls.

Antécédents personnels. — Rhumatisme articulaire aigu à 16 ans. Nouvelle atteinte à 21 ans, alors qu'il faisait son service militaire. Réformé pour cause d'endocardite. A 38 ans, arthrite du genou droit. A 44 ans, nouvelle poussée de rhumatisme ; enfin, à 47 ans, rhumatisme subaigu. Il arrive à Dax au commencement de l'année 1900.

Etat actuel. — Notre confrère est excessivement déprimé moralement et ne cache pas sa crainte d'arriver rapidement à une impotence fonctionnelle absolue. Comme lésions rhumatismales, nous trouvons : arthrite sèche du genou droit, rhumatisme chronique généralisé aux petites articulations des doigts et des pieds. Quelques déformations. Présence de sable dans les urines, affection mitrale bien compensée.

Traitement. — Comme nous avons affaire à un cardiaque, nous n'avons pu instituer le traitement par les bains de boues, et nous avons eu recours aux applications locales. Notre confrère a suivi ce traitement pendant 19 jours complets et le résultat a été des plus surprenants. Disparition progressive des douleurs et de l'impotence fonctionnelle.

Nouveau séjour à Dax en novembre 1900.

L'amélioration constatée à la fin du premier traitement a persisté. Même traitement, mais qui ne donna pas un aussi bon résultat, par suite d'une bronchite qui survint après la septième application et l'obligea à interrompre.

Notre confrère revint en février 1901 et fit alors un séjour de deux mois et demi à Dax.

Cette fois le succès fut complet et depuis la guérison s'est maintenue, comme en témoigne la lettre suivante :

« C'est de grand cœur, mon cher confrère, que je vous autorise à faire figurer mon observation dans votre prochain travail. Je crois qu'il vous faut surtout insister sur l'état de dépression morale que m'avait causé le rhumatisme. A l'heure actuelle je me considère comme guéri car je n'ai plus eu la moindre douleur depuis ma dernière cure. Merci encore une fois de vos bons soins et merci de vos bons souhaits. »

Observation III. — Voici la lettre que nous avons reçu le 17 Février 1899 :

« Mon cher Confrère,

Je suis un rhumatisant chronique avec arthritisme généralisé et névralgie sciatique du membre inférieur droit. Cette infirmité me tient éloigné de ma clientèle depuis cinq mois environ. Croyez - vous, en toute sincérité, que je puisse obtenir du soulagement en venant à Dax.

Signé : Docteur G. »

Après réponse affirmative de notre part, le Docteur G. débarqua à Dax le 24 Février 1899.

Etat actuel. — Rhumatisme chronique généralisé avec douleurs vives surtout la nuit, névralgie sciatique droite, rien au cœur ni aux poumons. Etat moral très déprimé. Notre confrère ne pouvait pas marcher et on était forcé de le transporter sur une chaise à porteurs. Enfin il existait une atrophie considérable des muscles de la cuisse et de la jambe.

Traitement. — Bains de boues, étuves partielles douches générales. Massage. A ce traitement nous avons adjoint l'électricité volta - faradique et des bains statiques.

Le résultat fut des plus encourageants. Au bout de un mois et demi, notre confrère pouvait faire quelques pas à l'aide de deux cannes. Son état général s'était considérablement amélioré. Diminution de l'atrophie musculaire. Il partit rappelé par des questions d'intérêt et revint deux mois après.

Même traitement. Résultat très satisfaisant comme la première fois.

Enfin, notre confrère revint à Dax deux autres fois et à sa dernière saison repartit complètement guéri.

Depuis nous avons eu de ses nouvelles et la guérison s'est maintenue. Voici la lettre que nous avons reçu de lui ces jours derniers :

« Mon cher Confrère,

Il y a à peu près quatre ans débarquait à **Dax** un de vos confrères, malade à tel point qu'on était obligé de le transporter de sa chambre au bain de boues. Aujourd'hui ce même confrère est assez heureux pour, après une longue course à pied, vous écrire ces quelques mots : Vous me demandez la permission de transcrire mon observation sur vos tablettes. Je vous l'accorde bien volontiers. Mon cas pathologique mériterait d'être écrit en lettres d'or sur un mur de marbre pour l'instruction et l'édification de ceux qui nient encore le pouvoir magique des eaux thermales. Laissez-moi vous dire combien je suis heureux d'être actuellement en bonne santé et cela grâce à vos boues et à votre électricité qui cependant était loin d'être agréable. »

Observation IV. — Docteur J. — Rhumatisme articulaire chronique avec atrophie considérable de la cuisse gauche, consécutive à une hydarthrose.

Traitement. — Bains de boues, douches, massage, électricité.

Résultat des plus complets et guérison absolue au bout de trois saisons

N'ayant pas reçu de réponse à notre lettre de demande d'autorisation de publier l'observation, nous ne faisons que mentionner ce cas.

Observation V. — Docteur S., 41 ans.

Antécédents héréditaires. — Père mort à 72 ans, de lésion cardiaque, suite de rhumatisme. Mère morte suite de couches.

Antécédents personnels. — Pleurésie à frigore ? à l'âge de 23 ans. Fièvre typhoïde à 29 ans. A 38 ans, atteinte légère de rhumatisme. A 40 ans, nouvelle atteinte plus sérieuse qui laisse à sa suite des douleurs articulaires et musculaires très marquées.

Notre confrère, voyant la persistance des douleurs, se décide à venir à Dax.

Etat actuel. — Rhumatisme chronique fibreux, rhumatisme musculaire, quelques points particulièrement douloureux au niveau de l'articulation des deux genoux et du poignet droit.

Traitement. — Bain de boues, douches, électricité sous forme de courants continus. Après un séjour de vingt-cinq jours, notre confrère complètement guéri repart et reprend ses occupations. Depuis il n'est plus revenu et en réponse à notre dernière lettre il nous a fait savoir qu'il nous autorisait à publier son observation et à la compléter en disant que depuis sa dernière saison ses douleurs rhumatismales n'avaient pas reparu.

Observation VI. — Docteur M., 58 ans.

Antécédents héréditaires. — Nuls.

Antécédents personnels. — A eu une fracture de l'extrémité inférieure du radius droit il y a dix ans.

Il a commencé à sentir les premières atteintes du rhumatisme au mois de février 1898. En mai de la même année, atteinte de rhumatisme articulaire aigu.

En septembre 1899 nouvelle atteinte plus forte. Douleurs persistantes. Le siège de son ancienne fracture devient particulièrement douloureux. Enfin en Octobre 1901, à la suite d'une nouvelle poussée qui le rend complètement impotent, il vient à Dax.

Etat actuel. — Impotence fonctionnelle absolue par suite d'une ankylose fibreuse du genou droit. Rhumatisme chronique généralisé avec arthrite sèche de l'épaule gauche. Poignet droit très volumineux. Etat moral très affecté, neurasthénie très accentuée avec idées de suicide.

Nous pratiquâmes l'examen de son poignet et de son genou droit au moyen de la radiographie. Nous ne trouvâmes pas de traces d'ankylose osseuse.

Traitement. — Bains de boues, applications locales de boues, Douches, Electricité statique et haute fréquence.

Les résultats ont été les suivants : Le genou droit et le poignet ont repris leur mobilité ; la marche qui était pour ainsi dire impossible auparavant, est devenue plus aisée. Sa neurasthénie avait complètement disparu. Notre confrère qui était arrivé se traînant péniblement au moyen de béquilles, pouvait à la fin de son séjour faire quelques pas à l'aide de deux cannes.

Depuis il fit une nouvelle saison en mai 1902. Le résultat fut excellent. Enfin, dernière saison en octobre 1902. Depuis et bien qu'il n'y ait encore que peu de temps la guérison s'est maintenue ainsi qu'on peut en juger par cette lettre :

« Cher ami,

Vous n'aviez certes pas besoin de mon autorisation

pour publier mon observation. J'ai été un de vos malades, et l'histoire de ma maladie fait partie intégrante de votre clinique. En réponse à votre seconde question, je suis heureux de vous apprendre que je vais toujours très bien, mes douleurs n'existent plus, et d'ailleurs, au cas où elles reviendraient me tourmenter, je connais maintenant le moyen de les faire disparaître. Dans votre petit mémoire, je vous conseille de déclarer hautement que Dax n'est pas assez connu de nos confrères ; ses merveilleuses ressources thérapeutiques sont encore totalement ignorées. Je m'associe donc de grand cœur à votre œuvre et espère bientôt revenir en ami et non en malade, vous serrer la main. »

Nous n'ajouterons rien à ces six observations, elles nous semblent assez probantes. Nous nous contenterons de dire ceci :

Notre profession médicale est faite de dévouement, de sacrifice et d'abnégation ; elle enrichit rarement, mais auréole le front de celui qui l'exerce du respect et de la considération de tous. Cependant, il est des circonstances où le médecin ne doit pas sacrifier sa santé, et nouvel esclave courbé sur son labeur diurne et quelquefois nocturne, attendre que la maladie plus forte que sa volonté, que sa science, vienne le terrasser et en faire un impotent. Son devoir doit être de se soigner le plus rapidement possible afin d'être capable à son tour de soigner les malades qui ont recours à ses lumières.

C'est pour cela, chers confrères, s'il en est parmi vous, que le rhumatisme a atteint, n'hésitez pas à venir frapper à notre porte ; ce sera toujours avec plaisir que nous mettrons à votre disposition les ressources thérapeutiques de notre station. Et si comme nous vous le souhaitons, la terrible maladie n'a encore fait aucune apparition chez vous, conservez cependant cette petite brochure, si petite qu'elle n'occupera qu'un espace très limité dans votre bibliothèque ; qui sait si une jour vous ne serez pas bien aise de relire ces quelques observations.

Dr M. DELMAS.

DU MÊME AUTEUR

Influence de la Variole des parents sur l'état de réceptivité des enfants. (En collaboration avec M. le Professeur agrégé AUCHÉ).

Etude générale des Déviations utérines consécutives à la Fièvre puerpérale.

Un cas d'opération césarienne conservatrice pratiquée à Dax.

Etude générale du Bain de boues et des applications locales de boues.

Dax. — Ses eaux et ses boues.

Guide illustré de Dax. (En collaboration avec le docteur LARAUZA).

Thérapeutique de la Station de Dax.